AF595759

PUBLICATIONS DU *PROGRÈS MÉDICAL*

DE

L'INCONTINENCE

NOCTURNE

D'URINE ESSENTIELLE

PAR

Le Dr H. PICARD

ANCIEN INTERNE EN PHARMACIE DES HÔPITAUX DE PARIS

PARIS

AUX BUREAUX DU
PROGRÈS MÉDICAL
14, rue des Carmes, 14.

A. DELAHAYE & E. LECROSNIER
ÉDITEURS
Place de l'École de Médecine.

1886

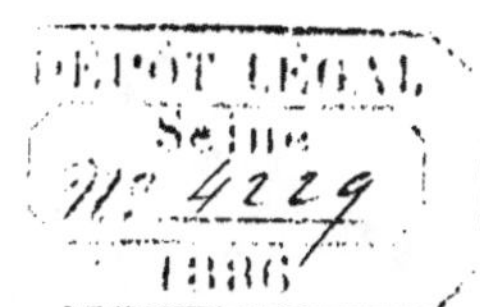

DE

L'INCONTINENCE NOCTURNE

D'URINE ESSENTIELLE

Pour se faire une idée exacte du mécanisme de l'incontinence nocturne d'urine essentielle qui est l'apanage désagréable et à peu près exclusif de l'enfance, il est indispensable de bien connaître celui de la miction.

Or, l'appareil urinaire a deux fonctions à remplir : *La production de l'urine et son expulsion après un séjour plus ou moins prolongé dans la vessie.* La première n'ayant point rapport au sujet qui nous occupe, nous ne parlerons que de la seconde, qui constitue *la miction.*

Dans l'état normal, l'urine qui remplit la vessie ne peut refluer en arrière par les uretères, parce que la manière dont leurs orifices s'ouvrent dans sa cavité fait qu'ils sont fermés par une sorte de clapet dont l'occlusion est d'autant plus hermétique que l'organe est plus plein.

D'un autre côté, la vessie, quand elle est pleine, se

contracte sans que nous en ayons conscience et, en comprimant son contenu contre l'orifice uréthro-vésical qu'elle distend, donne lieu à la sensation, bien connue, du besoin d'uriner.

L'urine, ne pouvant refluer en arrière, va-t-elle s'écouler en avant ? Non, et voici pourquoi. D'abord, la tonicité des fibres musculaires lisses du sphincter vésical et de l'orbiculaire uréthral suffisent à la maintenir dans la vessie, quand le besoin n'est pas pressant. Ensuite, si celui-ci s'accentue et que nous voulions y résister, la contraction des muscles de Guthrie et de Wilson vient, sous l'influence de la volonté, renforcer les muscles involontaires et maintenir l'urine dans la vessie. Dans le cas contraire, nous faisons, d'une part, un léger effort qui, en contractant le diaphragme, appuie les intestins sur la vessie et en aide les contractions; d'autre part, nous relâchons les muscles volontaires (de Guthrie et de Wilson) de la partie profonde de l'urèthre, en sorte que les muscles involontaires n'étant plus soutenus, l'urine ne peut qu'être expulsée.

Il y a donc, et ceci est capital pour le sujet dont nous nous occupons, à l'état physiologique, *opposition* entre l'action de la vessie et celle de l'urèthre : la contraction de celui-ci étant indispensable à la distension de celle-là, pendant sa réplétion; le relâchement uréthral devant, au contraire, s'effectuer volontairement, quand la vessie se contracte pour uriner. Si peu que l'équilibre soit rompu entre ces deux forces, l'uréthrale qui retient l'urine et la vésicale qui l'expulse, la première devenant trop faible ou la seconde trop forte, il y a incontinence.

Or, chez le petit enfant, jusqu'à 15 à 18 mois, cet équilibre est absent, la contractilité de la vessie étant très énergique, alors que celle des sphincters uréthro-vésicaux n'existe pas : les fibres involontaires étant trop faibles et la volonté encore incapable de faire contracter les muscles volontaires. Aussi, dans la première enfance, l'incontinence est-elle *normale* et *diurne* aussi bien que *nocturne*.

Quand l'incontinence se prolonge au delà de 2 ans 1/2 à 3 ans elle est anormale et, chez un enfant de 4 ans, elle est déjà une infirmité. Seulement, elle cesse ordinairement alors, d'être diurne pour rester uniquement nocturne. Toutefois cette prolongation anormale d'un état normal n'est pas constamment l'origine de l'incontinence nocturne et, assez souvent, on voit des enfants, devenus propres à trois ou quatre ans, recommencer à faire pipi au lit vers 7 ou 8 ans.

Pourquoi l'incontinence cesse-t-elle le jour chez la plupart des enfants qui en sont atteints la nuit? Parce que, dans l'état de veille, la volonté intervient en contractant les muscles uréthraux soumis à son influence. Aussi l'observe-t-on chez les dormeurs profonds que la sensation du besoin d'uriner est impuissante à réveiller. Chez eux, cette sensation monte vers la moelle, qui la conduit, comme toujours, jusqu'au cerveau ; mais celui-ci, rendu insensible par le sommeil, ne la perçoit pas et, par conséquent, ne commande pas la contraction des muscles volontaires. Mais, la moelle, qui perçoit les sensations et y répond aussi bien la nuit que le jour, relâche les fibres musculaires lisses qui lui sont soumises; en sorte que le col n'étant plus fermé ni par les unes, ni par les autres, laisse échapper l'urine, qui s'écoule, dès lors, sans que celui qui la rend en ait conscience. Ceci est si vrai que, chez les enfants de cette catégorie, c'est à l'heure du sommeil le plus profond que l'émission de l'urine a lieu, soit le plus souvent dans la première, soit quelquefois dans la seconde moitié de la nuit. Trousseau cite, à ce propos, un exemple frappant ; celui d'une jeune fille qu'on avait beau réveiller dans la première moitié de son sommeil et qui n'en urinait pas moins au lit dans la seconde, parce que, comme elle le disait elle-même, c'était celle pendant laquelle elle dormait le mieux; ce qui était vrai, car on avait, à ce moment, toutes les peines du monde à la réveiller.

Chez beaucoup d'incontinents urinaires, la contraction vésicale est si énergique et si prompte que l'urine sort presque avant qu'ils aient été prévenus du besoin de la rendre et sans qu'ils puissent en arrêter le cours. Aussi, pendant le jour, si par paresse ou distraction, ces enfants n'obéissent pas au premier avertissement qui les invite à rendre leurs urines, pressés bientôt par le besoin, ils les laissent quelquefois couler dans leurs vêtements. L'équilibre est rompu, la force expulsive de la vessie étant augmentée, tandis que la force retenante de l'urèthre est restée la même ou s'est affaiblie. C'est si vrai que si vous faites uriner devant vous quelques-uns de ces enfants, au moment même du besoin, vous voyez l'urine projetée par une violente impulsion. En outre, si ayant introduit une sonde jusque dans la vessie, vous y poussez doucement une injection, vous la voyez ressortir avec force par l'instrument que vous n'aviez eu, d'ailleurs, aucune peine à introduire; ce qui prouve expérimentalement la puissance vésicale et la faiblesse sphinctérienne.

Dans certains cas d'incontinence d'urine, le sommeil est normal: mais la sensation du besoin d'uriner parait si faible qu'elle est impuissante à faire contracter les sphincters. Dès lors, le même résultat se produit et l'enfant urine sans s'éveiller.

Dans cette espèce d'incontinence, l'urine s'écoule parfois involontairement pendant le jour, mais sans que le jet en soit plus énergiquement lancé qu'à l'état normal. On peut s'en assurer en introduisant une sonde dans la vessie pleine d'urine; celle-ci en sort presque en bavant.

Qu'elle soit le résultat de contractions vésicales trop

énergiques ou d'une impuissance du col, le sommeil trop profond ou la faiblesse de la sensation ne sont pas les seules causes occasionnelles de l'incontinence. Une urine trop dense produit le même effet, parce que son acidité excite la contractilité vésicale et rend les envies d'uriner plus vives et, par conséquent, plus pressantes. Cette sorte d'urine est facile à reconnaître, même sans pèse-urine, car, ordinairement limpide, quelquefois nébuleuse, au moment de l'émission, elle s'épaissit au fur et à mesure de son refroidissement, en laissant déposer, au fond du vase, une sorte de boue, prise parfois pour du pus, mais constituée par des urates. On le reconnaît à ce que l'urine s'éclaircit quand on la chauffe dans un tube ou une cuiller.

Les oxyures vermiculaires qui habitent le rectum et en sortent la nuit, pour se promener sur les organes génito-urinaires, provoquant, par leurs allées et venues, une irritation qui fait naître les besoins d'uriner et contracter la vessie, agissent à la manière de l'urine acide.

Un prépuce ou un méat trop étroits sont souvent accompagnés d'incontinence d'urine. Mais ici le mécanisme en est différent. C'est généralement une incontinence par regorgement, la vessie est pleine, le petit malade se retenant d'uriner à cause de la douleur que lui cause la miction, en sorte que l'urine s'échappe de temps à autre malgré lui et que, si vous le sondez aussitôt après, il en sort beaucoup par la sonde.

L'inflammation de la partie profonde de l'urèthre produit le même résultat; tandis que celle de la vessie ne permet pas à l'urine de s'accumuler dans l'intérieur de cet organe qui l'expulse aussitôt arrivée.

Toutes ces causes ont, en outre, l'inconvénient de provoquer des rêves pendant lesquels l'enfant laisse aller son urine, parce qu'il croit uriner dans son pot ou contre un mur.

Je ne parlerai pas de ces enfants qui pissent au lit par

paresse, parce que leur incontinence toute relative n'est pas une maladie, puisqu'elle cesse quand ils le veulent.

Quant à l'état général, a-t-il une influence sur l'incontinence d'urine? les uns le soutiennent, les autres le nient.

Pour moi il est évident que les enfants délicats y sont plus sujets que les autres. Mais une cause indéniable c'est l'*hérédité*. Les enfants de parents nerveux ou atteints d'affections nerveuses y sont, en particulier, certainement plus prédisposés. Cette prédisposition nerveuse ne doit, d'ailleurs, pas surprendre pour une maladie qui n'est, après tout, quelle que soit l'idée qu'on se fasse de son mécanisme, qu'une névrose de la sensibilité ou de la motilité.

L'incontinence nocturne d'urine cesse ordinairement avec la puberté, mais il ne faut pas compter absolument sur les changements physiologiques qui s'opèrent à cette époque de la vie pour la voir disparaître, car il n'est pas tout à fait rare d'observer des jeunes gens de 20 à 25 ans qui en sont encore atteints, au moins de temps à autre.

Elle n'a, du reste, d'autre inconvénient que celui si désagréable, au surplus, de mouiller les draps et d'entretenir autour du sujet une humidité qui enflamme les parties, les imprègne d'une odeur urineuse des plus désagréables et peut avoir pour conséquence, l'hiver surtout, des rhumes et des bronchites.

On oppose à l'incontinence nocturne d'urine deux médicaments principaux : *la belladone*, quand elle résulte d'une contraction exagérée de la vessie; la *noix vomique*, quand elle provient de la faiblesse des muscles périuréthrax.

Les règles d'administration de la belladone ont été posées par Trousseau. Ce médecin commençait par donner une pilule de 1 centigramme d'extrait de belladone le soir, au moment du coucher, pendant plusieurs jours; puis, sans se laisser arrêter par la cessation ou la persistance de la maladie, il augmentait progressivement les doses du médicament, qu'il poussait jusqu'à 6, 7, 8, 9, 10 et même 15, 20 centigrammes, et cela, pendant un mois ou deux, quand bien même la guérison était obtenue et si cependant il n'y avait pas intolérance. Trousseau a quelquefois remplacé l'extrait de belladone par l'alcaloïde de cette plante, l'*atropine*, médicament dangereux qu'il donnait en sirop, et qu'il vaut mieux laisser de côté.

Si les pilules de belladone ne pouvaient être avalées on les remplacerait avantageusement par le sirop suivant, dont la formule est due à Jules Simon : sirop de belladone et sirop de tolu, 60 grammes de chaque. A un enfant de 4 ans, l'habile médecin que nous venons de nommer en donne 2 cuillerées à café, une le matin et une le soir.

La belladone agit en produisant la diminution de la sensibilité, la paresse du mouvement, la résolution musculaire et le ralentissement de la sécrétion urinaire, double action qui concourt à la guérison.

Malheureusement, la belladone n'étant pas toujours supportée, parce qu'elle provoque une sorte d'ivresse, de l'insomnie et de la congestion de la face et des yeux, on est forcé de la remplacer. On peut alors avoir recours au bromure de potassium, qu'on administre en solution, en sirop ou en poudre. Etant admis qu'une cuillerée d'eau pèse 15 grammes et une cuillerée de sirop 20 grammes, on compose la solution ou le sirop de telle sorte qu'une cuillerée de l'une ou de l'autre renferme 25 centigrammes de bromure pour un enfant de 4 ans et 50 centigrammes pour un enfant de 12 ans. On administre une, deux, trois et même quatre cuillerées du médicament qui n'est, d'ailleurs, pas dangereux, en surveillant l'effet, de manière à ne pas trop déprimer l'individu. Le bromure peut aussi être divisé en paquets qu'on fait dissoudre et prendre dans du bouillon, ce qui constitue un mode facile d'administration.

La noix vomique s'administre, chez les enfants, en sirop contenant en dissolution l'*alcaloïde* de ce médicament sous forme de sel, le *sulfate de strychnine*. On prescrit : sulfate de strychnine 5 centigrammes, sirop de sucre 100 grammes, qui contiennent *à peu près* 20 cuillerées à café. Il en résulte que chaque cuillerée à café renferme à peu près 2 milligrammes 1/2 ; une cuillerée à dessert, qui en est le double, 5 milligrammes et une cuillerée à bouche 1 centigramme de sulfate de strychnine, puisqu'elle contient quatre cuillerées à café ou deux cuillerées à dessert.

Chez les enfants de 5 à 10 ans, on commence, le premier jour, par administrer deux cuillerées à café, une le matin, une le soir pendant deux jours. Si cette dose est bien supportée, on laisse deux jours de repos et on augmente d'une cuillerée à café, c'est-à-dire qu'on donne trois cuillerées à café pendant encore deux jours ; puis, après un nouveau repos de deux jours, on administre quatre cuillerées à café et, ainsi de suite, jusqu'à six, mais en ayant soin d'espacer exactement les intervalles séparant l'administration des cuillerées.

Cette dose atteinte, on substitue une cuillerée à dessert à une cuillerée à café et, en suivant les mêmes règles, on arrive à six cuillerées à dessert (60 grammes de sirop, 3 centigrammes de sulfate de strychnine). Enfin on remplace une cuillerée à dessert par une cuillerée à bouche, en augmentant de même, de manière à donner : 50, 60, 80, 120 grammes de sirop, c'est-à-dire 3, 4 et jusqu'à 6 centigrammes de sulfate de strychnine.

Au-dessus de 10 ans, on commence par la cuillerée à dessert et on arrive de la même manière jusqu'à 200 grammes de sirop, c'est-à-dire 10 centigrammes de principe actif.

La strychnine a pour propriété d'augmenter les actions réflexes. Celles-ci étant plus vives, les mouvements ou contractions qui en résultent deviennent plus énergiques. Aussi le sujet auquel on administre ce médicament devient-il bien plus sensible aux phénomènes extérieurs qui produisent sur lui une impression des plus vives, surtout si les doses ont été fortes et longtemps continuées. Dans ces circonstances, il peut se manifester des spasmes, des convulsions que le moindre attouchement, le moindre bruit suffisent à provoquer.

Il en résulte que la plus grande attention doit présider à l'administration de la strychnine, qu'on doit interrompre si le malade se plaint d'un peu de raideur dans les mâchoires et les muscles du cou, de mal de tête, de troubles de la vue ou de vertiges.

Il faut encore savoir qu'il y a des susceptibilités particulières pour ce médicament et que certains enfants ne le supportent pas, même à petites doses. On ne doit pas non plus ignorer qu'il a la propriété de *s'accumuler*, c'est-à-dire de ne donner lieu à aucun phénomène pendant les premiers temps de son administration, pour se révéler ensuite tout à coup par des manifestations inquiétantes. Aussi faut-il de temps à autre en interrompre l'usage pour lui laisser le temps de s'éliminer.

En somme, le sirop de strychnine, bien qu'il ait été préconisé par Trousseau, qui a tracé les règles, d'ailleurs assez délicates, de son administration, n'est pas un médicament d'une pratique facile. Aussi l'a-t-on justement abandonné pour lui substituer le seigle ergoté, qui a, comme la strychnine, la propriété de faire contracter la fibre musculaire. On le donne en poudre, 20 centigrammes matin et soir, délayé dans de l'eau sucrée ou enveloppé dans du pain azyme ou des confitures, pour un enfant de 4 ans, et on augmente les doses avec l'âge; 25 centigrammes à 5 et 6 ans; puis 30 et jusqu'à 50 centigrammes, matin et soir, pour un enfant de 14 à 15 ans. Ces doses peuvent être continuées pendant 10 ou 15 jours et reprises, après interruption de quelques jours et cela pendant un mois, temps au bout duquel le médicament a produit tout son effet.

La poudre de seigle ergoté pourrait être remplacée par l'ergotine en pilules de 10 centigrammes, dont on ferait prendre 2, 3 et même 5 par jour, à intervalles égaux.

Dans certains cas, où l'augmentation de la contractilité vésicale paraît concorder à une faiblesse des muscles de l'urèthre, on peut très bien associer la strychnine ou mieux le seigle ergoté à la belladone.

Je ne dois pas passer sous silence, à propos de l'incontinence par atonie, l'*eau de Contrexeville*. Les exemples ne sont pas tout à fait rares, en effet, d'enfants de 4 à 5 ans que l'usage de cette eau, à la dose d'une demi-bouteille par jour, soit à la source, soit en ville, a guéri complètement en quelques jours.

Mais de tous les moyens, le plus employé actuellement et probablement le plus efficace contre l'incontinence par insuffisance des muscles uréthraux, est l'électricité induite. Les deux pôles peuvent être appliqués sur la peau, l'un au périnée, l'autre sur le ventre au niveau de la vessie ou dans le rectum. Le docteur Grusse, médecin du lycée de Vanves, a obtenu de nombreux succès par ce moyen. En cas d'échec, on introduit l'un des pôles dans la région membraneuse de l'urèthre, l'autre restant appliqué sur l'hypogastre, le périnée ou dans le rectum. Le pôle introduit dans l'urèthre est terminé par une tige mince et flexible, formée de cinq ou six fils très fins en laiton recouverts d'un tissu en gomme élastique et munie, à l'une de ses extrémités, d'un crochet également en laiton ; à l'autre, d'une olive de même métal et d'un volume proportionné au diamètre du canal. Le pôle qu'on applique à l'extérieur se termine par une plaque de laiton recouverte de peau ou, une olive de même métal si on l'introduit dans le rectum. L'électricité est produite par une petite machine d'induction.

La tige flexible étant accrochée à l'un des pôles et son olive introduite dans la région membraneuse, tandis que la plaque métallique de l'autre pôle est appliquée sur l'hypogastre ou le périnée, ou l'olive introduite dans le rectum, on fait passer le courant pendant deux à cinq minutes et on recommence ainsi tous les jours ou tous les deux jours.

Cette méthode pourra effrayer les enfants et leurs parents, mais à tort; car elle n'est pas douloureuse. Son effet, quand elle doit guérir, est presque immédiat et, si elle échoue, elle soulage le plus souvent.

Le fer sous forme de *peptonate* est un médicament à administrer simultanément au seigle ergoté, à la strychnine, à l'électricité; car si ces agents tonifient spécialement la fibre musculaire, celui-ci fortifie l'individu tout entier en reconstituant les globules sanguins.

L'*hydrothérapie*, comme le fer, est un tonique puissant, mais qu'on doit administrer avec prudence.

A côté de l'hydrothérapie, se placent les bains de mer pour les sujets lymphatiques ou scrofuleux, et les bains sulfureux pour les enfants nerveux.

Si l'incontinence paraissait être le résultat d'une inflammation de la vessie, le meilleur moyen de la faire disparaître serait d'injecter dans cet organe quelques gouttes d'une solution de nitrate d'argent de $\frac{1}{200}$ à $\frac{1}{500}$.

Les boissons délayantes ou le bicarbonate de soude conviendraient aux urines trop denses ou trop acides.

Ai-je besoin d'ajouter qu'on devra faire manger le soir les enfants de bonne heure, et les empêcher de boire en trop grande quantité.

On cherchera à se rendre compte exactement de l'heure à laquelle ils font pipi au lit, de manière à les réveiller en temps opportun. Dans le jour même, on aura soin de les faire uriner aux mêmes heures, en espaçant les mictions le plus possible, de manière à habituer la vessie à maintenir l'urine pendant longtemps.

Enfin, si l'enfant urine par paresse, on lui administrera, sans crainte, quoique prudemment, une correction. C'est un moyen des plus efficaces et dont Trousseau cite un exemple probant, celui d'une grande jeune fille à laquelle le fouet appliqué par une mère énergique produisit plus d'effet que tous les médicaments.

DU MÊME AUTEUR

Traité des maladies de l'urèthre.

Traité des maladie de la prostate.

Traité des maladies de la vessie et de l'affection calculeuse.

Des névroses des organes génito-urinaires, par ULTZMANN, traduit de l'allemand par le Dr H. PICARD.

En vente chez J.-B. Baillière, 19, rue Hautefeuille.

PARIS. — IMP. V. GOUPY ET JOURDAN, 71, RUE DE RENNES.

www.ingramcontent.com/pod-product-compliance
Lightning Source LLC
LaVergne TN
LVHW050517160826
845677LV00003B/1191